[illegible]

[illegible] OF [illegible]

[illegible]

[illegible]

[illegible]

[illegible]

[illegible]

DE LA
RÉTENTION D'URINE

PAR

RÉTRÉCISSEMENT DU CONDUIT URINAIRE,

ET DES NOUVEAUX MOYENS D'Y REMÉDIER.

Par Dumanceau-Durocher,

DOCTEUR EN MÉDECINE.

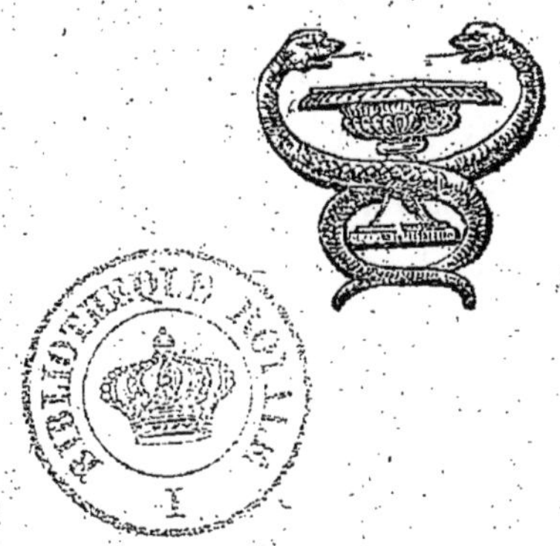

A PARIS,

Chez MANSUT, Libraire, rue des Mathurins-St-Jacques,
Nº 17,
ET CHEZ L'AUTEUR, RUE MONTMARTRE, Nº 102.

—

1836.

RÉTENTION D'URINE

PAR

RÉTRÉCISSEMENT DU CONDUIT URINAIRE,

ET DES NOUVEAUX MOYENS D'Y REMÉDIER.

On a donné le nom de rétrécissement du conduit urinaire ou de l'urètre à une diminution dans le diamètre de ce conduit, soit momentanée, soit permanente. De là la division des rétrécissemens en momentanés ou spasmodiques, qui ne laissent après eux aucune trace; et en permanens ou organiques, c'est-à-dire dépendant d'une altération de tissus.

Toutes les parties du canal peuvent être le siége de coarctations momentanées ; cependant elles se rencontrent le plus ordinairement dans la portion membraneuse; elles se font, sans doute, au moyen des fibres musculaires qui servent comme de seconde enveloppe à la muqueuse de l'urètre qu'elles recouvrent.

Les rétrécissemens organiques consistent assez souvent dans un épaississement des tissus sous-jacens à la membrane muqueuse, et plus souvent encore dans une induration de ces mêmes tissus et de la muqueuse qui les tapisse. Cette induration peut occuper toute la circonférence de l'urètre ou un de ses côtés seulement. Ces rétrécissemens peuvent avoir leur siége dans la portion membraneuse et spongieuse, quelquefois vers le bulbe ; en général, c'est à la courbure située au-dessous du pubis qu'on rencontre l'obstacle. Rarement il s'en trouve dans d'autres parties.

Dans le rétrécissement spasmodique de l'urètre, l'émission de l'urine est alternativement facile et difficile. Le malade observe une diminution dans le jet de ce liquide, lequel est plus petit, bifurqué, se contourne en spirale, ou sort en larges lames ; quelquefois il est tout à coup suspendu, et le malade, malgré ses efforts, ne peut rendre une seule goutte d'urine ; au bout d'un certain laps de temps, ce liquide sort avec la plus grande facilité, sans que le malade ait besoin de faire plus d'efforts qu'à l'état normal.

Dans ce genre de rétrécissement, l'introduction d'une sonde est parfois très-facile, dans un autre moment impossible chez le même sujet. Il peut même arriver que, la sonde ayant été introduite avec facilité, il soit impossible de la retirer, les parois de l'urètre venant à se contracter sur l'instrument. Ce fait est arrivé à M. le professeur *Dieffenbach* : il venait d'introduire chez un de ses malades une sonde avec la plus grande facilité, et, lorsqu'il voulut la retirer, il éprouva une résistance telle, qu'il jugea convenable de cesser ses efforts, le malade souffrant horriblement, et peu d'instans après la sonde tomba d'elle-même, entraînée par son propre poids. L'urine est ordinairement claire, ténue, ammoniacale, comme dans les affections nerveuses, et a une grande tendance à se putréfier.

Cette affection assez légère ne saurait incommoder sérieusement le malade, et cède au traitement le plus simple. Il n'en est pas ainsi du rétrécissement permanent ou organique. Le symptôme principal est le même : il y a grande difficulté dans l'émission de l'urine, et même quelquefois impossibilité complète, surtout après un repas copieux, un coït immodéré, une course à cheval. Le malade éprouve alors de vives douleurs dans le bas-ventre, fait pour uriner d'inutiles efforts qui augmentent encore ses douleurs ; la vessie se distend considérablement, et vient former au-dessus du pubis une tumeur arrondie, circonscrite, fluctuante ; et, si l'on n'apporte de prompts secours au malade, la fièvre ne tarde pas à s'allumer ; il survient de la soif, du délire ; et cet état allant toujours en augmentant, ainsi que le besoin d'uriner, peut faire courir au malade les plus grands dangers.

L'urine que rend le malade est en petite quantité, présente quelquefois un dépôt de mucus et de pus qui se précipite au fond du vase qui la contient avant le refroidissement du liquide. La nature de ce dépôt est très-facile à reconnaître : cette urine est alcaline et a également une grande tendance à se putréfier. On a encore observé quelquefois dans les maladies de la vessie ou de ses dépendances des accès fébriles simulant parfaitement une fièvre intermittente, contre laquelle on avait vainement fait usage des fébrifuges les plus accrédités. Cette affection secondaire ne cessait que lorsque l'affection primitive venait à être reconnue et était combattue par les moyens appropriés.

Les efforts réitérés du malade pour uriner peuvent amener la sortie involontaire des matières fécales, la chute du rectum. On a vu aussi des hernies en être la suite. Ces mêmes efforts finissent par dilater la portion du canal comprise entre le point où est l'obstacle à la sortie de l'urine et la vessie. C'est une seconde vessie, en quelque sorte, d'où l'urine coule continuellement en filtrant, pour ainsi dire, à travers l'obstacle qui la retient. Il peut encore survenir une rupture des parois de l'urètre, d'où naissent des dépôts urineux, des fistules urinaires. *J.-L. Petit* rapporte, dans ses Œuvres posthumes, un cas semblable. (*Voyez* Traité des malad. chirurg. , tome III, page 39.)

Ce genre d'affection paraît réservé à l'homme. Un tempérament éminemment nerveux, une trop grande sensibilité de la muqueuse de l'urètre, son inflammation, la présence de calculs, sont autant de causes prédisposantes de constrictions spasmodiques de l'urètre. Les causes qui peuvent alors les déterminer seront un repas copieux, l'ivresse, l'abus du coït, la masturbation, des veilles prolongées, l'impression du froid aux pieds, une longue course à cheval.

L'appréhension peut encore amener un résultat semblable. J'ai connu certaines personnes qui, malgré les efforts les plus violens, n'auraient pu rendre leurs urines si elles eussent su que quelqu'un les regardât ; et ces personnes, placées dans des circonstances opposées, urinaient alors sans le moindre effort et par un jet aussi fort que si elles n'eussent jamais éprouvé le plus petit dérangement dans cette partie. Ne devra-t-on pas regarder ce fait comme dépendant d'un spasme de l'urètre ?

Le rétrécissement organique paraît affecter particulièrement l'âge viril. Une blennorrhagie est presque toujours la cause première du rétrécissement. C'est au point qu'on la regardait autrefois comme la seule cause de ces sortes d'affections ; mais on est revenu de cette erreur, et l'on trouve dans les auteurs modernes des preuves irrécusables du contraire, puisqu'on a observé de ces rétrécissemens chez des personnes qui n'avaient jamais eu de blennorrhagie. M. Nauche cite l'observation d'un homme affecté d'un rétrécissement organique de l'urètre à l'âge de

44 ans, et qui avait conservé jusqu'à cet âge sa virginité. Du reste, les blennorrhagies prédisposent singulièrement à ce genre de rétrécissement, soit à cause de l'éréthisme du membre viril durant cette affection, soit à cause des injections que l'on emploie pour la faire disparaître.

Outre les causes que nous avons déjà énumérées, telles que l'abus des plaisirs vénériens et de ceux de la table, le rétrécissement organique peut encore dépendre de la cicatrisation d'anciens ulcères, qui diminuent ainsi la capacité du canal; de certains corps, comme une excroissance charnue; il peut dépendre d'un engorgement de la prostate, des glandes de cette région, de tumeurs, d'une contusion au périnée: *Boyer* en cite un exemple chez une personne qui n'avait point eu de blennorrhagie. Une accumulation de sang dans le tissu spongieux de l'urètre peut, selon *Sœmmering*, être encore une cause de rétrécissement chez des individus qui avaient fait abus des plaisirs vénériens.

Le diagnostic de ces affections est ordinairement facile à saisir.

Le rétrécissement spasmodique se distingue aisément du rétrécissement organique, en ce que le premier n'existe pas continuellement, et que chez le second l'obstacle est en permanence.

Il pourrait arriver qu'un spasme de l'urètre vînt se joindre à un rétrécissement permanent de cette partie. On conçoit tout ce qu'une erreur semblable pourrait amener de fâcheux dans le traitement. On reconnaîtra qu'on a affaire à un rétrécissement permanent de l'urètre compliqué du spasme de cette partie lorsque dans certains momens on ne pourra sonder le malade, ou que l'introduction de la sonde ne pourra se faire qu'avec difficulté, et que dans d'autres il sera beaucoup plus facile de le sonder, sans toutefois que tout obstacle ait disparu. L'expérience que l'on acquiert en traitant souvent le genre d'affection qui nous occupe nous fait promptement reconnaître cette complication.

Le rétrécissement serait augmenté s'il avait lieu vers un point occupé antérieurement par un ulcère, et dont la cicatrice aurait déjà diminué le diamètre du canal. Cette complication serait encore importante à connaître pour le traitement, parce qu'alors, tout en combattant le rétrécissement, il faudrait renoncer à ramener le canal à sa dimension primitive, et cesser des tentatives qui ne tendraient qu'à aggraver l'état du malade. Les signes commémoratifs devraient ici venir au secours du médecin.

On reconnaît quelquefois la nature du rétrécissement à l'aide seul du toucher. Celui qui dépend d'une induration de la membrane muqueuse et des tissus sous-jacens se distingue des autres par une nodosité que l'on sent en pressant le membre entre les doigts. On reconnaît sa situation à l'aide d'une sonde graduée qu'on introduit dans l'urètre, et l'on voit sur l'extrémité que tient l'opérateur jusqu'à quelle profondeur elle a pénétré.

Pour connaître sa forme, on devra employer la sonde exploratrice de *Ducamp*. Si l'on a affaire à un rétrécissement circulaire, on trouvera l'extrémité qui a été introduite effilée également de tous côtés, et elle portera l'empreinte du degré d'étroitesse du canal. La partie effilée dont nous venons de parler se porterait plutôt d'un côté que de l'autre si l'obstacle avait plus d'épaisseur d'un côté que de l'autre; on observerait de légères scissures s'il existait des brides dans le canal. Si l'on n'obtenait aucune empreinte, et que la bougie présentât un tubercule, comme un corps qu'on a appuyé contre un autre plus dur, on en devrait conclure que le diamètre est excessivement petit. On saura la longueur du rétrécissement par la dépression marquée sur la bougie qu'on y aura laissée quelque temps. On n'arrive pas toujours à ce degré de connaissance, parce qu'il est quelquefois impossible d'y faire pénétrer une bougie.

Nous devons ajouter qu'on observe quelquefois une bifurcation à l'extrémité de la sonde exploratrice que l'on a introduite dans le canal, chez les sujets qui ont déjà été sondés. Ceci doit avertir le médecin qu'il existe déjà une fausse route produite par d'imprudentes manœuvres.

On peut dire que le pronostic du rétrécissement de l'urètre peut être tour à tour favorable
et très grave. Il n'est pas toujours au pouvoir
du médecin d'éviter les altérations morbides, qui
peuvent amener de graves résultats, et il n'arrive que trop souvent qu'on ne les reconnaît
que par les désordres qu'elles amènent dans
notre économie. C'est ainsi que l'épaississement
fongueux de la muqueuse de l'urètre, l'ulcéra-
tion qui l'accompagne, les lésions consécutives
de la prostate et les tumeurs urineuses qui en
sont la suite, des dilatations partielles de la vessie et les calculs dont elles provoquent la forma-
tion, les affections consécutives de la vessie elle-
même, sont autant de motifs pour aggraver le
jugement qu'on doit porter sur l'issue de cette
affection.

Ces cas, il est vrai, sont encore assez rares
pour qu'on puisse avoir un pronostic plus favorable. On a d'autant plus de chances pour une
prompte guérison que l'étroitesse et la longueur
du rétrécissement sont moindres, que l'affection
elle-même est plus récente.

Le pronostic devient plus grave en même temps
que le nombre des rétrécissemens augmente. On
en a trouvé quatre, cinq, et même, au rapport
de quelques-uns, jusqu'à huit chez le même sujet ; et dans ce cas, c'est toujours celui qui est
le plus rapproché de la vessie qui présente l'obstacle le plus grand.

On doit d'autant plus redouter une récidive que la maladie était plus ancienne. Elle est surtout à redouter pour ceux qui s'adonnent, comme nous l'avons déjà dit, aux plaisirs vénériens, aux excès de table, aux fatigues des voyages, etc.

Le resserrement spasmodique de l'urètre n'a que quelques instans de durée, et n'offre rien de sérieux.

Le rétrécissement organique a ordinairement une marche fort lente. La maladie existe quelquefois depuis long-temps avant que le malade n'en ait soupçonné l'existence ; aussi est-il bien rare qu'on ait à traiter cette affection dès son début. Quand le rétrécissement est ancien, la sensibilité s'éteint en même temps que l'induration augmente. La muqueuse de la portion prostatique du canal s'injecte, s'épaissit, et les orifices des follicules de la prostate sont plus dilatés qu'à l'état normal (*Lallemand*). La prostate, siége d'une irritation continuelle, peut augmenter de volume, être détruite, et produire, comme la rupture des parois de l'urètre, des dépôts et des fistules urinaires.

Nous avons vu qu'une trop grande distension de la vessie, des efforts réitérés pour uriner, peuvent déterminer des dilatations partielles de la vessie ; il peut encore en résulter l'hypertrophie de cet organe, la dilatation des uretères et des bassinets des reins, des hématuries. On a encore à redouter l'action irritante de l'urine, par son séjour prolongé sur la muqueuse de la vessie, et, partant, sur des organes avec lesquels la vessie a les connexions les plus étroites.

Une rupture de la vessie et les terribles conséquences d'un épanchement d'urine dans l'abdomen, des infiltrations urineuses dans le bassin, des abcès immenses, des trajets fistuleux, de vastes ulcérations, telles sont en général les altérations pathologiques qu'on trouve chez ceux qui ont succombé à cette affection. On a encore observé une dilatation du canal derrière le rétrécissement. M. *Lallemand* a souvent trouvé la portion prostatique de la muqueuse injectée, épaissie ; les orifices des follicules de la prostate dilatés. On a aussi trouvé la prostate augmentée en volume, détruite ; des brides dans le canal de l'urètre, formées de replis membraneux provenant d'un excès de longueur de la muqueuse, comme quelques auteurs l'ont avancé, ou plutôt formées de fausses membranes résultant d'anciennes inflammations de ces parties.

Le traitement du rétrécissement de l'urètre doit varier selon que cette affection dépend d'un spasme ou d'une altération de tissu, selon sa cause, son ancienneté, son degré d'intensité, selon que l'obstacle est unique ou qu'il en existe plusieurs.

Le rétrécissement spasmodique n'exige qu'un traitement peu actif. On a vu certaines personnes tellement irritables, que l'introduction d'une sonde dans leur canal y déterminait un resserrement spasmodique. On a conseillé, dans ce cas, de laisser pendant quelques instans la sonde dans le canal: celui-ci s'habitue bientôt à la présence de ce nouveau corps, et le spasme cesse. Cet effet dépend sans doute de la première émotion du malade, qui, se familiarisant peu à peu à l'opération qu'on va lui pratiquer, n'offre plus le même degré d'irritabilité. Est-il nécessaire d'ajouter qu'il faudrait se hâter de la retirer si l'on remarquait que l'irritabilité produite par sa présence allât en augmentant ?

Les antiphlogistiques et les opiacés me paraissent devoir former ici toute la base du traitement. Des évacuations sanguines, locales et générales, si le sujet est pléthorique, des bains de siège et des bains entiers, des boissons légèrement laxatives, suffiront probablement pour triompher des premiers obstacles. S'il survenait quelques complications, il n'est sans doute pas nécessaire d'ajouter qu'on devra varier sontraitement selon l'occurrencedes cas.

Quelques auteurs ont parlé avec assez d'avantage de l'application de l'extrait de belladone sur le point affecté: je ne sais si ce médicament a eu une action bien marquée; je l'ai vu employer quelquefois, mais, excepté son action sur la pupille, je n'ai point eu occasion de le voir réussir. Je me propose de l'expérimenter.

On pourrait plutôt porter, à l'aide d'une sonde, sur le point même resserré, un mélange de cérat, d'opium et d'acétate de plomb, comme l'a déjà fait M. le professeur *Lallemand*.

Quand au rétrécissement organique, deux méthodes de traitement sont depuis long-temps en vigueur : la dilatation et la cautérisation. D'autres moyens ont été proposés tout récemment, et des faits très concluans militent en faveur de ces nouvelles méthodes; nous les exposerons successivement les unes et les autres; nous n'omettrons rien de ce qui doit les rendre préférables ou les faire rejeter ; et cette partie de notre travail étant la plus essentielle, nous essaierons de justifier, autant qu'il sera en notre pouvoir, la conduite que nous devons tenir dans le traitement de cette maladie et les moyens que nous emploierons selon qu'ils nous paraîtraient plus ou moins préférables pour les cas qui se présenteraient à nous.

La méthode par les bougies est anciennement connue. *Rhazès* et ceux qui lui succédèrent employaient des baguettes de plomb frottées de mercure, puis on leur substitua d'autres bougies faites de fils de lin : on leur pratiquait une petite excavation dans l'espace d'un travers de doigt, et on y logeait un onguent escharrotique pour détruire les carnosités qu'on croyait être l'obstacle qui empêchait l'écoulement de l'urine. De nos jours, on emploie des bougies emplastiques, formées de diachylum , de cire et d'huile, ou des bougies faites de cordes à boyau dont le diamètre est beaucoup plus petit.

Si la longueur et l'étroitesse du rétrécissement sont peu grandes, que l'affection soit elle-même peu ancienne, on peut tenter la guérison par la dilatation. Pour cela , il est bon de s'assurer d'abord de la place qu'occupe l'obstacle et du degré de rétrécissement. On s'assure de ce fait en introduisant une bougie à empreinte : on l'introduit lentement, après avoir pétri légèrement avec les doigts l'extrémité qu'on introduit la première pour la mieux préparer au résultat qu'on veut obtenir. Arrivée près de l'obstacle, on continue d'enfoncer , mais légèrement, la bougie, pour qu'elle puisse prendre convenablement l'empreinte du rétrécissement On est sûr d'avoir obtenu le résultat que l'on cherche lorsque, après avoir enfoncé la bougie, elle ressort lentement de deux ou trois lignes, pressée qu'elle est à son extrémité par le rétrécissement qu'elle a atteint. Alors, on la retire, et on peut juger par la vue de l'étroitesse du rétrécissement et de la place qu'il occupe.

Il ne faudrait pas croire, si le même phéno-mène se présentait en introduisant une bougie ordinaire, avoir pénétré dans le rétrécissement; ce serait, au contraire, un signe que la bougie s'est repliée sur elle-même, et qu'elle n'est point parvenue dans le rétrécissement; car, une fois entrée dans l'obstacle, elle ne fait aucun mouvement si on l'abandonne à elle-même, et il suffit, comme dit *Boyer*, de la plus légère pression du doigt sur son extrémité extérieure pour la faire pénétrer plus avant. Parvenu à ce résultat, on essaie l'introduction d'une bougie faite d'une corde à boyau, qui, pour l'ordinaire, triomphe de l'obstacle. On prétend que cette sorte de bougie exerce un commencement de dilatation par le gonflement qu'elle prend, à cause du mucus dont elle s'imprègne, et surtout à cause de la chaleur animale qui la dilate. Je crois qu'en effet cette action doit avoir lieu, mais assurément à un bien faible degré, car elle perd en dureté ce qu'elle a pu gagner en volume, et la résistance de la portion rétrécie doit être à peu près aussi forte que la compression exercée sur elle par la bougie. Il est bon de ne pas faire parvenir la bougie jusque dans la vessie.

Si l'on ne pouvait, même à l'aide de ces bougies, franchir l'obstacle, ce serait le cas d'employer les injections huileuses de *Sœmmering*. Ce praticien, après l'introduction du liquide, exerçait une compression suivie sur tout le trajet de l'urètre, en allant de son orifice externe jusqu'à la racine du gland; il parvenait ainsi à faire franchir l'obstacle au liquide, et préparait la portion rétrécie du canal à recevoir plus tard la bougie qu'il voulait introduire. L'obstacle franchi, on augmente progressivement le diamètre des bougies;

2

et l'on procède ainsi par la dilatation aux voies de guérison.

La présence des bougies dans l'urètre détermine bien souvent l'inflammation de sa membrane interne et un léger écoulement blennorrhagique. On ne doit nullement tenir compte de cette complication, qui ne peut jamais présenter rien de grave, et qui cesse ordinairement avec la cause qui lui a donné naissance.

L'inflammation de l'urètre n'est point le seul inconvénient des bougies. Outre la difficulté qu'on éprouve presque constamment à les introduire, à cause de leur mollesse, on est obligé de les retirer souvent pour l'évacuation des urines du malade, et il arrive quelquefois qu'on essaie vainement d'en introduire une nouvelle. On évitera ce dernier inconvénient si, au lieu de bougie, il est possible d'introduire une sonde faite de gomme élastique; on peut la laisser à demeure dans le canal plusieurs jours, pourvu qu'on ait le soin de la fixer au gland par son extrémité extérieure, pour éviter qu'elle pénètre entièrement dans le canal, ce qui ferait courir au malade des dangers nouveaux. Le malade s'en trouve d'autant moins gêné qu'il a la facilité d'uriner librement, et aussi souvent qu'il le veut, sans déranger l'appareil qu'il porte. *Boyer* recommande aussi l'usage de ces sondes; mais il n'est pas toujours au pouvoir du médecin d'y avoir recours, puisque, outre les difficultés incroyables qu'on éprouve quelquefois à les introduire, il n'est même pas toujours possible d'introduire les bougies les plus fines. Si cette difficulté tenait à une complication d'un spasme de l'urètre, il faudrait cesser de tourmenter le malade par des tentatives inutiles, qui ne tendraient qu'à l'irriter davantage et à augmenter l'état spasmodique; on aurait recours alors aux moyens déjà indiqués contre cette espèce de rétrécissement.

Nous devons parler de la conduite à tenir dans le cas où il serait impossible de procurer au malade la sortie de ses urines : si les momens étaient pressans, après avoir employé la saignée, les bains, des injections, des embrocations huileuses et opiacées au périnée, la glace, des cataplasmes, et enfin toute la série des moyens auxquels le médecin peut avoir recours en pareil cas, il faudrait pratiquer la ponction de la vessie, soit au périnée, au travers du rectum, soit au-dessus du pubis.

Nous devons encore faire ici mention d'un nouvel instrument que l'auteur a bien voulu remettre entre nos mains; il est de l'invention de M. *Cresson d'Orval*, ex-chirurgien des armées; il porte le nom de *dilatateur* : c'est une algalie d'acier d'une ligne et demie de diamètre, droite ou courbe, selon la situation du rétrécissement ; le bec se sépare en deux branches de dix lignes d'étendue, au moyen du pavillon, divisé en deux ailes, que fait tourner l'opérateur. Cet instrument est recouvert d'un fourreau de gomme élastique fermé à son extrémité antérieure, et qui cède aux efforts des deux branches lorsqu'elles s'écartent. L'opérateur, parvenu au rétrécissement, exerce une dilatation au moyen de ses deux branches; il les referme, pénètre plus avant dans l'obstacle, puis les écarte de nouveau jusqu'à ce qu'il ait pénétré dans la vessie. La tige est graduée auprès du pavillon, pour connaître, en le faisant tourner, le degré d'écartement des branches. L'auteur a obtenu des succès réels par ce moyen; nous nous proposons d'éprouver nous-même cet instrument, dont l'emploi est si simple et nullement douleureux. Assurément il est des cas où il doit infailliblement triompher de l'obstacle; il en est d'autres, sans doute, où son action serait nulle. C'est à la sagacité de l'opérateur à décider, c'est à son expérience dans ces sortes de maladies à juger s'il convient ou non de l'employer. Son usage, d'ailleurs, ne saurait dans aucun cas être nuisible.

C'est à ces moyens que se borne la méthode de la dilatation par les bougies. Les partisans de la cautérisation lui ont adressé des reproches qui ne me paraissent pas entièrement fondés. J'ai souvent observé des cas de rétrécissement organique traités de cette manière par *Boyer* et *Dupuytren*; et ces deux habiles praticiens n'eurent que rarement à revenir sur les affections qu'ils avaient traitées de la sorte. Nous verrons d'ailleurs si la cautérisation n'est point elle-même souvent incertaine, et si, parmi les moyens que la science a mis à notre disposition, il n'en est point qui offre les avantages de l'une et de l'autre méthodes, sans en avoir les inconvéniens.

La méthode de traitement par la cautérisation a été préconisée comme plus sûre et plus prompte que la précédente; mais elle exige des conditions qu'il faut remplir avec fidélité. Ainsi, il faut s'assurer de la place du rétrécissement, de la situation de son ouverture, de sa longueur; et il n'est pas toujours facile de déterminer avec l'exactitude qui serait à désirer ces différentes manières d'être. On a proposé, pour parvenir à cette connaissance, une sonde graduée qui indique, en s'arrêtant, la profondeur à laquelle est situé le rétrécissement. La *sonde exploratrice* de *Ducamp* a été employée pour reconnaître sa disposition antérieure; c'est une sonde qui présente à chacune de ses extrémités une ouverture dont l'une est une fois plus grande que l'autre. Il fait un plumasseau de cordons de soie, qu'il réunit par plusieurs nœuds, en enduit de cire la plus grande partie, et laisse le reste sous forme d'un petit pinceau très-fin; il le fait entrer, au moyen d'un cordonnet de soie, dans la sonde par son ouverture la plus grande. On conçoit que, arrivé à l'autre extrémité plus étroite, le petit pinceau composé de brins de soie passera seul, et que la partie la plus volumineuse du plumasseau enduite de cire sera retenue. C'est le petit pinceau ainsi fixé qui, enduit d'un mélange de cire, de diachylum, de poix ou de résine, dans des proportions convenables, constitue la *sonde exploratrice*.

Le même auteur a également imaginé un *conducteur* pour diriger à volonté la pointe d'une bougie vers l'ouverture du rétrécissement, soit qu'elle se trouve en haut, en bas ou sur les côtés. C'est une sonde en gomme élastique, percée à ses deux extrémités; les unes sont droites, pour les rétrécissemens circulaires; d'autres portent sur le côté une éminence plus ou moins forte, et que l'on dirige selon que l'ouverture du rétrécissement est en haut, en bas ou sur le côté, ce que la sonde exploratrice a dû indiquer. On introduit ensuite lentement une bougie fine dans la sonde conductrice, et l'extrémité de la bougie parvient, si l'on a bien pris ses mesures, dans l'obstacle. On reconnaît, par les traces imprimées sur cette bougie, la longueur du rétrécissement, ce qu'il est indispensable de savoir pour cautériser avec assurance et succès.

Nous sommes encore redevables au même auteur d'un porte-caustique; c'est une canule en gomme élastique, percée à ses deux extrémités et renfermant une tige métallique, creusée à son extrémité antérieure pour contenir un peu de nitrate d'argent fondu; et, par un mécanisme ingénieux, on parvient à cautériser le rétrécissement dans toute son étendue. *Ducamp* emploie un instrument analogue, mais légèrement courbé, quand il existe un rétrécissement au-delà de six pouces. On a reproché à cet instrument plusieurs imperfections : en effet, il n'est pas toujours facile de cautériser la partie affectée, d'éviter la dissolution du caustique par un peu de mucus ou d'urine qu'on trouve souvent dans l'urètre, ni même d'arriver toujours sur le lieu rétréci. M. *Lallemand* en a imaginé un beaucoup plus avantageux : c'est une sonde, droite ou courbe, selon le cas, avec un mandrin creusé d'une cavité destinée à recevoir le nitrate d'argent, et un curseur fixé sur la sonde à l'aide d'une vis de pression, destiné à remonter avec elle pendant la cautérisation.

Nous avons exposé le plus clairement et le plus brièvement qu'il nous a été possible les différentes méthodes que la science a mises en notre pouvoir contre les rétrécissemens de l'urètre, il nous reste encore à faire l'examen d'un procédé indiqué récemment et dû au talent distingué d'un chirurgien de Lausanne : je veux parler du cathétérisme forcé de M. *Mathias Mayor* (1). Voici en quoi consiste son procédé opératoire : ce patricien emploie des cathéters métalliques d'un calibre bien supérieur aux nôtres. Il en possède six ayant chacun un diamètre différent. Le plus petit, ou n° 1, a deux lignes ou 4 millimètres ; le plus gros a 4 lignes

---

(1) Mathias Mayor. Cathétérisme simple et forcé; in-8, 1835.

et demi ou 9 millimètres; les autres, intermédiaires, diffèrent entre eux d'une demi-ligne. Il en a imaginé un septième qui participe des six premiers, et qui est destiné à préparer le canal à recevoir les plus gros cathéters. Il est de forme conique; son extrémité antérieure, c'est-à-dire celle qui pénètre d'abord dans l'urètre, a le diamètre du cathéter n° 1 ; l'autre extrémité, que tient l'opérateur, a celui du n° 6.

Voici le procédé qu'emploie ce chirurgien : après avoir fait placer le malade dans une position convenable, il essaie d'abord le n° 1; s'il ne peut pénétrer par ce moyen dans la vessie, il emploie un numéro plus fort, puis enfin il a recours aux plus gros si l'obstacle a été rebelle aux autres cathéters. « *Plus l'urètre*, dit-il, *offre de difficultés au cathétérisme et à la libre excrétion des urines, plus aussi j'ai soin de m'armer d'un cathéter de plus en plus volumineux.* »

Après quelques tentatives qui ne sont nullement douloureuses, l'auteur parvient avec facilité à franchir l'obstacle : pour cela, il a soin de ne jamais se presser; il appuie graduellement sur son instrument, s'arrête de temps en temps pour ne point forcer trop subitement les parties et leur donner ainsi le temps de céder. Une fois parvenu dans la vessie, il laisse séjourner pendant quelques minutes l'instrument dans le canal, pour que l'action dilatante du cathéter puisse amener le résultat qu'on cherche; puis il le retire et le réintroduit quelquefois une seconde fois dans la même séance ; ou même il introduit un numéro plus élevé, et dans l'un et l'autre cas cette seconde introduction est beaucoup plus facile que la première : bientôt même le malade, que ce chirurgien a mis au fait, introduit lui-même les différens cathéters dont l'usage lui a été indiqué, et, en quelques séances, cette affection, qui existait déjà peut-être depuis un grand nombre d'années, qui avait été combattue pendant long-temps par les bougies, par la cautérisation, est entièrement détruite par ce procédé opératoire.

Cette nouvelle doctrine peut paraître étrange au premier abord ; mais, indépendamment des faits qui sont en sa faveur, il est facile de se convaincre par le raisonnement de la manière d'agir des corps dilatans.

Après avoir comparé avec raison l'étroitesse de la vulve avec la grosseur de la tête d'un enfant à terme, qui traverse les parties sexuelles de la mère sans les léser, il ajoute : « *Je cherche constamment alors à imiter en tous points la nature et j'envisage le cathétérisme forcé en quelque sorte comme un petit accouchement retourné, c'est-à-dire que le bout arrondi de mon cathéter représente, pour entrer dans la vessie, en parcourant l'urètre, la marche que suit la tête du fœtus pour sortir des organes sexuels après qu'elle les a successivement et forcément dilatés* (1). » Cette

____

(1) Ouvrage déjà cité.

comparaison pleine de justesse explique complètement le mode d'action des instrumens qu'il emploie et les heureux résultats qu'il en obtient. Il est évident, d'ailleurs, que la grosseur de ces cathéters, loin d'être un obstacle à leur introduction dans un canal rétréci, vient au secours de l'opérateur, en dilatant par anticipation, pour ainsi dire, par son gros volume, la portion rétrécie du canal avant d'être en contact avec elle; et, comme il le fait observer, a-t-on à craindre, dans l'emploi de ces instrumens, les fausses routes qu'il est si difficile d'éviter avec les sondes fines auxquelles on a eu jusqu'ici recours; et cette considération ne devrait elle pas seule les faire adopter si d'autres ne militaient encore plus fortement en leur faveur?

Je n'entreprendrai point de citer toutes les preuves que l'auteur vient apporter à l'appui de son procédé. Je renvoie le lecteur à l'intéressant mémoire qu'il a fait paraître depuis peu; et les succès qui ont couronné ses efforts dans les expériences qu'il fit, pendant son séjour à Paris, en présence du célèbre chirurgien de la Clinique de la faculté, M. J. Cloquet, parleront assez d'eux-mêmes pour faire apprécier tout le mérite de cette précieuse méthode. Cependant je dois faire ici mention de deux observations qui me sont particulières, et qui achèvent de me convaincre que, si ce procédé opératoire ne peut triompher dans tous les cas qui peuvent se présenter, il doit au moins réussir dans la plus grande majorité de ces cas. Au reste, quel est le procédé pour lequel il n'y a point d'obstacle insurmontable ?

Je fus consulté vers la fin de l'été dernier par une personne employée dans un des marchés à charbon de bois de la ville de Paris ; cette personne, âgée de 46 ans accomplis, avait servi pendant 12 ans dans l'armée, et avait éprouvé dès l'âge de 25 ou 26 ans de grandes difficultés pour uriner. Cet individu avait contracté, quelques années auparavant, une *gonorrhée* qui avait cédé à un traitement assez simple, lorsque la difficulté pour uriner se déclara.

Il fut sondé à différentes reprises, et toujours la même incommodité se présentait après un peu de fatigue, un léger excès. Il quitta bientôt le service militaire pour entrer dans une maison de commerce, où il eut fréquemment occasion de voyager. Il supporta passablement cet état jusqu'en 1831, où il quitta sa place. Il avait continuellement besoin d'avoir recours à une sonde dont il avait appris depuis long-temps à se servir, lorsqu'il y a près d'un an il contracta de nouveau une urétrite violente, pour laquelle il suivit pendant plusieurs mois un traitement méthodique qui l'affaiblit beaucoup ; et les fatigues que lui occasionnait le nouvel emploi qu'il avait pris augmentèrent à tel point son état, qu'il se décida à consulter de nouveau pour son rétrécissement urétral.

Lorsque le malade se présenta à moi , il avait fait de vains efforts toute la matinée pour uriner. Je voulus le sonder: Je sentis, à six pouces environ du méat urinaire., un obstacle très-résistant que j'essayai vainement de surmonter. J'employai des bougies du plus petit calibre, sans amener d'autre résultat que quelques gouttes de sang et de vives douleurs pour le malade. Je lui conseillai de se faire transporter chez lui. Je me rendis aussitôt à son domicile, et je prescrivis une douzaine de sangsues au périnée; je fis ensuite placer le malade dans un bain: il parvint à rendre, avec de pénibles efforts, quelques gouttes d'urine sanguinolente qui lui procurèrent un peu de soulagement. Je retournai le voir deux heures après, muni des sondes de M. Mayor. Je lui trouvai assez de calme, mais toujours même obstacle à l'émission de l'urine. Après m'être assuré de l'impossibilité d'introduire les plus petites bougies ou une sonde ordinaire dans la vessie, je proposai au malade l'introduction des sondes d'étain de M. Mayor ; leur volume le surprit beaucoup ; mais il avait déjà trop souffert pour s'opposer à l'emploi d'un moyen que je lui présentai comme devant *peut-être* le soulager comme par enchantement. Je procédai donc à l'introduction du n° 2 de ces sondes; je pressai lentement et avec modération sur l'obstacle, sans faire éprouver de vives douleurs au malade. Cependant l'obstacle ne paraissait pas devoir céder, quand je crus sentir le cathéter engagé dans un canal rétréci qui serrait étroitement son bec ; je m'armai de courage, et je fis avancer progressivement et avec lenteur le cathéret, qui, enfin, pénétra dans la vessie. Il sortit une grande quantité d'urine mêlée à un peu de sang. Je laissai séjourner quelque temps l'instrument dans le canal, puis je le retirai avec autant de précaution que j'en avais mis à l'introduire , l'instrument se trouvant presque comme *enclavé* dans la portion rétrécie. Quand je l'eus retiré entièrement, le malade rendit par l'urètre quelques gouttes de sang , ce dont je me félicitai, persuadé du soulagement que cette petite saignée locale devait procurer au malade. Je retournai le soir même : le malade n'avait point eu envie d'uriner pendant mon absence, il urina devant moi, mais, avec assez de difficulté. J'introduisis le même n° 2 beaucoup plus facilement que la première fois : le malade ne ressentit d'autre douleur que celle occasionée par la fatigue des différentes tentatives de la journée. Je le laissai reposer toute la journée du lendemain, puis j'introduisis successivement les autres sondes avec assez de facilité, ne conseillant jamais au malade qu'un seul jour de repos. Ce moyen curatif, joint à quelques autres, tels que le repos, les boissons délayantes, un régime doux, rendirent à cet homme une santé qu'il avait perdue depuis vingt ans environ, et qui lui permet de se prêter tout entier aux fatigues que son nouvel emploi lui occasione. Depuis ce temps, ce même malade, à qui j'avais laissé un cathéther n° 2, n'a pas eu besoin d'en faire de nouveau l'introduction, ce qu'autrefois il était obligé de pratiquer deux ou trois fois par mois depuis tant d'années avec les sondes ordinaires.

Je dois observer ici que je regarde la sonde conique du chirurgien de Lausanne comme tout-à-fait indispensable pour préparer l'ouverture antérieure de l'urètre à recevoir les numéros 4, 5 et 6 de ces sondes, dont l'introduction, sans cela, m'a paru assez difficile pour l'opérateur, et surtout douloureuse pour le malade.

Cette observation, toute concluante qu'elle me paraisse, pourrait, je le sais, ne pas paraître telle à d'autres: les sangsues, le bain, qui ont été mis en usage, ont dû disposer favorablement le malade; mais ces moyens et beaucoup d'autres analogues échouent bien souvent auprès des malades; et je me suis assuré, comme je l'ai dit plus haut, que l'introduction des bougies et des sondes ordinaires était encore impossible après l'emploi de ces moyens. L'observation suivante, postérieure à celle-là, devra, je crois, dissiper tous les doutes sur la supériorité de cette méthode dans un bien grand nombre de cas au moins, sur celles qui ont été généralement préconisées jusqu'ici.

M. V.... B... Belge, âgé 50 ans, avait con-

tracté dans sa jeunesse de fréquentes blennorrhagies, qui toutes s'étaient passées sans acci-
dent, et avait fait aussi en tout temps d'assez
fréquens excès de boisson. Il fut pris, il y a une
dizaine d'années, d'une rétention complète
d'urine; il éprouva de vives souffrances et fut
malade pendant près de six mois, durant lesquels il eut recours à l'usage des bougies: il se ré-
tablit et urina avec assez de facilité, mais avec
beaucoup de lenteur. Quelques années plus
tard, M. V... fut pris de la même affection, et
cette fois, après un traitement qui dura également fort long-temps, on le cautérisa. La cautérisation qu'on pratiqua sur ce malade parut
augmenter son mal; il fut obligé de renoncer à
toutes ses anciennes habitudes, d'avoir constamment une sonde à sa disposition, précaution
qu'il fut obligé de prendre à cause des réten-
tions subites dont il était atteint quelquefois;
encore avait-il souvent recours aux saignées locales et générales, aux bains, aux injections huileuses et opiacées, à l'extrait de belladonne, etc.
Il vint à Paris au mois de mai dernier; son état
paraissait s'améliorer un peu, quand il fut encore
atteint, sans cause connue, de son ancienne affection, au mois de septembre suivant. Il eut recours aux moyens qu'il était dans l'usage d'employer en pareil cas; mais son état allant toujours en augmentant, le jet d'urine, qui depuis
plusieurs jours ne coulait que très-faiblement et

avec beaucoup de peine, vint à se supprimer tout-à-fait, et le malade, après de vains efforts pour uriner, après avoir tenté inutilement d'introduire une sonde dans la vessie, me fit appeler le 23 septembre dernier à 6 heures du matin.

Je le trouvai souffrant horriblement, et faisant des efforts inouis sans rendre une seule goutte d'urine; la face était colorée, le pouls élevé, fréquent; la langue rouge, sèche, la peau très chaude. Le malade essaya de se sonder de nouveau devant moi, sans pouvoir y réussir; je pris une empreinte, et j'obtins une figure conique, allongée, dont le sommet du cône correspondant à la vessie était à 5 pouces et demi du méat urinaire. M'étant assuré de la situation du rétrécissement et de l'absence totale de fausse route, je fis pénétrer hardiment une sonde ordinaire dans l'urètre; mais arrivé à l'obstacle, il me fut impossible, sans risquer de faire fausse route, de tenter davantage de le surmonter. Les bougies les plus petites furent inutilement essayées: elles se repliaient devant l'obstacle. Je proposai les sondes de M. Mayor; le malade y consentit. Je recourus de suite au n° 2, qui a 5 millimètres de diamètre, et je parvins promptement jusqu'au rétrécissement, où je trouvai le même obstacle que j'avais déjà rencontré. Mais, assuré par la grosseur de mon instrument de ne pouvoir faire fausse route, j'exerçai sur l'extrémité du cathéter que je tenais une pression assez forte, lente. Après avoir laissé reposer le malade un instant, je recommençai à exercer une nouvelle pression un peu plus forte que la précédente; j'eus recours au mouvement *de vrille*, dont parle l'auteur, sans obtenir un changement notable. Enfin, après de nouveaux essais, après avoir exercé des mouvemens de *va et vient* à plusieurs reprises, j'eus la satisfaction de sentir le cathéter s'engager dans la portion rétrécie du canal; je cessai tous mes autres mouvemens pour me borner à appuyer modérément sur l'instrument pour le faire pénétrer davantage, et sans beaucoup d'efforts, je traversai entièrement l'obstacle; en moins de 20 minutes, j'avais fait parvenir mon instrument dans la vessie, et le malade fut aussitôt soulagé en rendant une grande quantité d'urine.

Il sortit par l'urètre un peu de sang après que j'eus retiré la sonde; ce léger écoulement de sang, que je crois très-salutaire, s'arrêta presque aussitôt. Je prescrivis quelques moyens adoucissans que son état me parut réclamer, et le malade, dès ce moment, put uriner seul, quoiqu'il lui fallût encore assez d'efforts. Dès le surlendemain, j'introduisis de nouveau le n° 2, mais avec beaucoup plus de facilité que la première fois. Les jours suivans, j'introduisis les autres numéros plus élevés, en laissant seulement un jour de repos au malade après chaque nouvelle introduction. Il n'éprouva qu'une très-légère douleur

seulement chaque fois que nous passions d'un numéro à un autre plus élevé; et en très-peu de jours
le malade put uriner à plein jet et aussi librement
que s'il n'eût jamais éprouvé de gêne dans cette
partie.

Depuis ce temps, j'ai souvent vu M. V., et jamais il n'eut besoin de recourir à la sonde que je
lui laissai entre les mains, malgré deux ou trois
petits écarts de régime qu'il m'avoua avoir faits
depuis. J'ignore si le temps viendra détruire cette
guérison, que jusqu'à présent il m'est permis de
considérer comme radicale, puisqu'il ne se passa
jamais autant de temps sans qu'il éprouvât de
nouvelles rechutes.

J'ai tâché de faire suffisamment apprécier les
avantages de cette méthode, que l'auteur emploie
depuis si long-temps en Suisse, et qui commence
seulement à se répandre en France. Je suis loin
d'affirmer qu'elle réussira dans tous les cas. Il
pourra *peut-être* s'en présenter de rebelles; mais
n'est-il point, dans cette branche de la science
comme dans toutes les autres, des cas rebelles à
tous les moyens que l'étude a remis entre nos
mains? Et les défauts que l'on a signalés dans les
autres méthodes ne sont-ils pas d'une bien autre importance que ceux qu'on pourrait signaler
dans celle-ci, que l'on pourrait taxer tout au plus
d'impuissance? Ainsi, n'a-t-on pas reproché à la
cautérisation de ne pas toujours triompher de
certaines ulcérations qu'il était cependant très-

facile de toucher? N'a-t-on pas dit que, dans le cas
où l'introduction d'une bougie était très-difficile,
comme cela se rencontre fort souvent, l'obstacle
était pour l'ordinaire très-étendu, qu'il fallait
alors produire une escharre énorme, et qu'on
avait à craindre que l'action du caustique ne s'é-
tendît plus loin qu'on ne l'eût désiré? N'a-t-on pas
reproché surtout à la cautérisation de rendre plus
intenses les récidives quand il en survient?

Je joins les observations que j'ai rapportées
plus haut à celles que d'autres pourront faire connaître; elles concourront peut-être à déterminer
l'adoption d'un mode de traitement que le raisonnement indiquait comme bon, et que l'expérience semble confirmer comme tel; c'est celui
qui me paraît le plus simple, le plus expéditif,
sans doute un des plus sûrs, et dont l'emploi ne
peut jamais être pernicieux.

Je ne quitterai point ce sujet sans dire un mot
sur un cas qui se présente, il est vrai, fort rarement, et que M. Despinay eut occasion de ren-
contrer quelquefois. C'est celui où le siége du
rétrécissement existe près du méat urinaire, affection qui dépend presque toujours d'anciens
ulcères cicatrisés. L'incision est le moyen qui a
paru à cet auteur le plus convenable. Il introduit un bistouri droit boutonné dans la partie
affectée, le côté tranchant correspondant à la
partie rétrécie; il incise d'un seul coup, cautérise
la petite plaie qu'il a faite, et y place une bougie

d'un diamètre convenable pour conserver à l'u-
rètre sa dimension normale.

Nous avons omis à dessein le traitement des
complications qui peuvent survenir et que nous
avons énumérées plus haut. Le cadre étroit dans
lequel nous devions nous renfermer quant à présent ne nous permettait pas d'entrer dans de plus
amples détails. Nous ajouterons seulement qu'il
ne faut pas négliger les moyens auxiliaires qui
peuvent diminuer l'intensité du mal et en amener plus rapidement la guérison : telles sont les
évacuations sanguines locales ou générales, les
bains, des applications émollientes sur la partie
affectée. Enfin mot, le malade devra observer scru-
puleusement les lois d'hygiène qui lui seront
prescrites, et le médecin qui les aura indiquées
devra, sans fatiguer le malade, tirer un parti
avantageux de cette diététique.

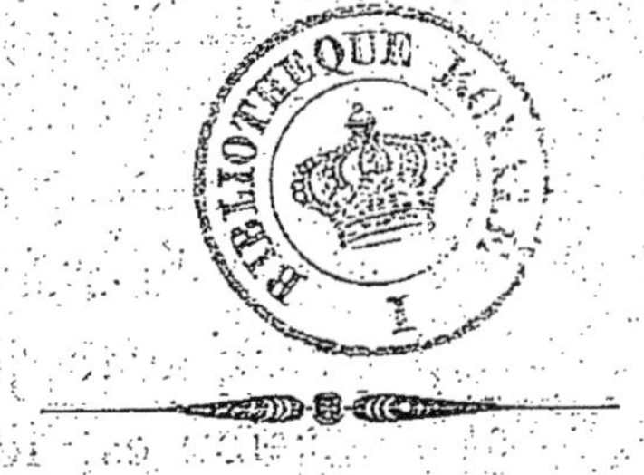